LE pH de la Connexion.

MALADIES CHRONIQUES' MEILLEURE approche naturelle pour aider et prévenir : l'arthrite, Du sein et le CANCER de la PROSTATE, CROHN la maladie et le rhume.

Écrit par : **SHEILA BER-Conseillère en naturopathie.**

INTRODUCTION :

Je suis un technologue microbiologiques et chimiques, qui est actuellement elle travaille comme consultante en naturopathie. Je vous écris ce livre pour donner des conseils pour vous aider et de prévenir, plusieurs maladies chroniques, que j'ai ressenti moi-même.

Je suis une survivante du Cancer du sein, maladie de Crohn, ainsi à partir de l'arthrite. Une grande partie des avis donnés dans ce livre, est aussi de ma connaissances de base microbiologique et chimique et expérience.

Je suis un succès survivant du cancer du sein, maladie de Crohn la maladie et l'arthrite.

Je dédie le livre à mon fils : Philippe et Bernard. Le livre est aussi dédié à tous ceux qui recherchent l'aide, pour leur douleur et la souffrance.

INDEX :

Quel est le pH ?

le pH est un acronyme pour le « potentiel d'hydrogène », ou à l'acide ratio alcalin existant dans toute la matière et notre corps 7.365 mesure de pH est le point de référence pour la mesure de notre santé.

Notre valeur de gamme normale du pH peut être comparé à notre corps température ; Nous avons chacun une valeur de plage normale de 98,6 degrés. Quand la température de notre corps augmente ou diminue
nous connaissent généralement des symptômes et plus important encore, nous savons aussi qu'il y a une raison sous-jacente lorsque notre température n'est pas normal.
échelle de pH acide à alcaline de hauteur: 0 à 14.

Notre pH du corps devrait être 7,365, qui est considéré comme neutre.
7,365 étant neutre, si votre pH est 6.365 - tu es 10 x plus acide que la normale.
7,365 étant neutre, si votre pH est 5.365 - vous êtes 100 x plus acide que la normale.

*Vous pouvez voir comment le facteur pH composés lui-même.
C'est pourquoi les gens seront sentent comme si leur état de santé
a spirale et sont donc tenu de prendre des mesures pour
normaliser leur équilibre du pH.*

ALCALINISER et survivre! - *Voir comment sur la
page #11.*

BREAST CANCER PREVENTION conseils conseils et par SHEILA BER (survivant) & consultant en naturopathie.

50 % DE TOUS LES CANCERS PEUVENT ÊTRE PRÉVENUS !

1) ALCALINISER YOUR BODY – *la façon plus simple et économique dont pour alcaliniser : 1/2 c. à thé bicarbonate de soude (marque Arm & Hammer) dans 1 tasse d'eau, tous les jours, ainsi que de 1 Potassium comprimé 99 mg. afin de maintenir le ratio de Sodium Potassium équilibré.*

2) Prendre DAILY vitamine D3, *5 000-10 000 U.I. divisé en 2: am & pm. Je prends 5 000 UI par jour. Il me garde Santé optimale.*

Si votre régime alimentaire se compose de glucides excessives (y compris les sucres) et votre niveau de stress est très élevé, vous prenez des médicaments, vous fumez, votre pH du corps serait certainement très acide.

Vous devez ensuite prendre de bicarbonate de soude, 2 fois par jour, pour s'assurer que votre corps n'est pas acide, alors qu'elle décourageva CANCER de prospérer.
Remarque : Les cellules cancéreuses amour pour prospérer dans un environnement acide seulement.
C'est la chimie de base !

2) Probiotiques to prendre: 1-2 capsules par jour.

3) Mange beaucoup de fruits et légumes. Moins de glucides et les graisses.

4) Prendre 1-2 cuillère à soupe lin huile et/ou morue huile de foie de poisson tous les jours ! Ils réduisent l'inflammation et également de réduire le risque de cancer.

5) Ne pas fumer, ni manger des aliments fumés. Éloignez-vous des viandes comme les charcuteries. Manger du poisson, poulet et légumineuses qui ont le cancer, lutte contre les propriétés.

6) Utiliser les dentifrices fluorure et sans parabène. Le fluorure est en concurrence avec l'iode dans votre corps, causant un déséquilibre des hormones et la thyroïde.

7) *Utilisez des produits nettoyants qui sont vert et exempts de produits chimiques nocifs volatiles.*

8) *Pour remplacer les déodorants : utilisez un petit mélange d'eau et de <u>bicarbonate de soude</u> et appliquez sous bras etc.*
Il gardera de vous sentir fraîche pendant plusieurs jours. Vous pouvez répéter tous les jours. C'est simple, efficace et peu coûteuse.
Il ne laisse pas de taches sur vos vêtements.

9) *S'abstenir de boire de l'alcool, si possible. Alcool augmente le niveau d'oestrogène, alimentant la croissance du cancer, (en particulier le cancer hormonal) si excessive.*

10) *Vérifier régulièrement votre niveau de la thyroïde. La glande thyroïde contrôle toutes les fonctions corporelles, y compris les hormones.*

11) *Toutes les boissons alcoolisées contiennent des levures. La prolifération des levures est toxique, nuisibles et peut vous rendre sujettes au cancer.*
Lorsque vous mangez ou buvez levure aliments, boissons, tels que : PIZZA, pâtisserie, vin, bière , consommer avec modération et immédiatement prendre des probiotiques, pour se débarrasser de la levure excessive dans votre corps, Probiotiques aussi digérer et tuer la levure.

*Veuillez noter : une forte présence de levure/Candida peut présenter un risque élevé de développer un cancer.

12) Tous les jours, vérifier votre niveau de pH urinaire. Le pH optimum est (6,5 à 7,5).

13) Faire prise de sang, une fois en 6 mois et vérifier votre niveau d'ESR (vitesse de sédimentation).
Il indique le taux d'inflammation dans votre corps. Niveau élevé d'inflammation peut induire la croissance du cancer. Vérifiez également l'état de votre foie .

14) Vérifier votre niveau d'hormones . Si votre niveau d'oestrogène est élevé, vous êtes alors considéré comme oestrogène dominante et donc plus à risque de développer un hormonalement associés du cancer.
Pour équilibrer vos hormones , il est recommandé d'utiliser la crème de progestérone bio-identique 3 % - 6 %, une fois ou 2 fois par jour.
Vous simplement appliquez sur la peau, tous les jours, alternant zones : abdomen, cou avant, à l'intérieur du milieu-bras, à l'intérieur et à l'arrière des cuisses.
Vous aurez besoin d'une prescription médicale. N'importe quel docteur avec une approche alternative sera heureux de vous aider.

La progestérone bio-identique est bénéfique pour : équilibre de la thyroïde, la santé des os, santé cardiovasculaire, système nerveux et bien plus encore.

Pour plus d'informations, allez à :
http://www.hystersisters.com/vb2/article_97232.htm et
http://www.hormone-
healthy.com/Benefits_of_Natural_Progesterone.htm.

15) Vérifier avec un médecin naturopathe, si vous avez des parasites, en particulier la douves, qui causent le cancer ! Le test est brève et simple, et il se fait par dispositif informatisé de capteurs Electro Dermal.

* J'ai eu un cancer et découvert par le biais de ce test, que j'ai eu des douves qui ont repris, près de 70 % de mon corps, quand le cancer était déjà présent. Si j'avais su plus tôt, que je les ai eu, et a obtenu un traitement adéquat, le cancer n'aurait pas été le résultat.
Vous pouvez obtenir des douves, en mangeant des légumes mal lavés, aussi poissons et viandes insuffisamment cuites.

16) Garder le niveau vers le bas votre stress. Trouver des moyens de la traiter efficacement, afin qu'il ne laissera pas un impact négatif, toxique sur votre corps, ce qui peut entraîner dans le cancer ou autres maladies graves.

<u>Chimie du corps</u> : Stress, régime alimentaire acide, médicaments, alcool, tabagisme, parasites (y compris les levures, champignons), contribuent tous à corps acides pH.

Il est extrêmement difficile de rester légèrement alcalin à tout moment, pour la plupart des gens, sauf si on prend des mesures pour inverser le pH acide.

<u>Comment ALKALIZE-pour équilibrer votre pH.</u>

Plus simple consiste à inverser l'acidité pour alcaliniser : boire 1/2 c. à thé bicarbonate de soude dans 1 tasse d'eau, avec 1 comprimé POTASSIUM (pour garder votre équilibrées des électrolytes). Faire 1-2 par jour. Bicarbonate de soude est inoffensif, vous donne de l'énergie, oxygène, meilleure digestion, a ajouté a l'effet de détoxification et neutralise votre acidité du corps.
Si votre taux d'acidité est beaucoup trop élevé, vous devez répéter ce qui précède de 2 - 3 fois par jour, afin que votre corps sera légèrement alcaline : pH de 7,0 à 7,5.

** Pour tester votre pH sanguin, vous simplement Vérifiez le pH dans les urines, 1 - 2 fois par jour. Si vous avez un cancer, vous devez vérifier au moins 3 fois par jour. Outre le cancer acidifie le corps, en libérant ses toxines.

Un test simple se fait avec un q-Tip (enduit avec curcuma et a la couleur jaune-clair) et est placé sous le jet d'urine.

Si le pH est acide, il restera jaune, et si elle est alcaline, la couleur de la q-Tip s'affiche en couleur allant du orange au vin rouge.
Orange au vin rouge, sont les couleurs que vous souhaitez atteindre. Si vous voyez jaune sur votre q-Tip, alcaliniser immédiatement, en prenant votre bicarbonate de soude boisson, comme décrit ci-dessus.

** Pour préparer votre Q-Tips pour le test, font les étapes suivantes : dans un petit récipient, placez plusieurs cuillères à soupe de l'alcool éthylique (pharmacie). Mélanger : 1/2 cuillère à café de poudre de curcuma. Bien mélanger. Plongez 10-20 Q-Tips dans le mélange. Laissez sécher sur une feuille de papier. Coupez-les en 1/2, donc vous pouvez utiliser les deux extrémités pour plus de tests. Vous aurez un mois seulement pour faire vos tests de pH quotidienne.

17) Vous devez prendre votre quotidien vitamines et minéraux qui aide lutte contre le cancer et les plus importantes sont :
BÊTA-CAROTÈNE - 20 000 U.I.
B12- Méthyle cobalamine version est le meilleure ! Pour une absorption optimale, 1000-5000 mcg.

ACIDE folique - 5 mg.
MULTI-vitamines & minéraux.
B-COMPLEX 50-100 mg.
VITAMINE C - 2 000 mg.

<u>Principaux minéraux</u> : Citrate de zinc -Femigra.
Sélénium -100-200 mcg, Potassium 99 mg, Calcium
Citrate mg 1000-1200 mg. par jour, Citrate de
magnésium/Malate 500 mg.

18) Vous devez également prendre <u>des enzymes pancréatiques</u>
<u>contenant la bile de boeuf.</u> Enzymes digèrent les aliments,
parasites, cellules cancéreuses, putride question laissée dans les
entrailles. Ils aident le décomposer et garder le corps propre. Il
aide également à réduire l'inflammation. Prenez un à chaque
repas.

Il est également recommandé de prendre 2 comprimés avant
d'aller au lit la nuit. Si vous avez un cancer, prendre tous les
soirs, jusqu'à 5 comprimés d'enzymes comme enzymes aide
digérer les cellules cancéreuses.

J'espère que vous trouverez ces informations utiles pour vous.

SHEILA BER, 2012.

Clause de non-responsabilité.

CANCER DE LA PROSTATE CONSEILS DE PRÉVENTION ET DES CONSEILS.

50 % DE TOUS LES CANCERS PEUVENT ÊTRE PRÉVENUS !

1) ALCALINISER YOUR BODY – *la façon plus simple et économique dont pour alcaliniser : 1/2 c. à thé bicarbonate de soude (marque Arm & Hammer) dans 1 tasse d'eau, tous les jours, ainsi que de 1 Potassium comprimé 99 mg. afin de maintenir le ratio de Sodium Potassium équilibré.*
2) Prendre DAILY vitamine D3, 5 000-10 000 U.I. *divisé en 2: am & pm. Je prends 5 000 UI par jour. Il me garde Santé optimale.*

Si votre régime alimentaire se compose des hydrates de carbone excessifs (y compris
Sucres) et votre niveau de stress est très élevé, vous prenez des médicaments, et/ou vous fumez, par conséquent votre pH du corps serait certainement très acide.

Plus simple consiste à neutraliser, en prenant la base alkalizer, bicarbonate de soude. Prendre 2 fois par jour, pour s'assurer que votre corps n'est pas acide, alors qu'elle décourage CANCER d'en plein essor, et/ou diffusion. Remarque : Les cellules cancéreuses amour pour prospérer dans un environnement acide seulement.
C'est la chimie de base !

2) Probiotiques prendre: 1-2 capsules par jour.

3) Mange beaucoup de fruits et légumes. Moins de glucides et les graisses.

4) 1-2 Cuillère à soupe huile de foie de poisson huile de lin/Cod de prendre tous les jours ! Ils réduisent l'inflammation, donc également abaisser le risque de cancer.

5) Ne pas fumer, ni manger des aliments fumés. Éloignez-vous des charcuterie de viandes. Manger du poisson, poulet et légumineuses qui ont le cancer, lutte contre les propriétés.

6) Emploi dentifrices qui sont <u>fluorure et parabène.</u>
Le fluorure est en concurrence avec l'iode dans votre corps, causant un déséquilibre des hormones et la thyroïde.

7) Utilisez des produits nettoyants qui sont vert et exempts de produits chimiques nocifs volatiles.

8) Pour remplacer les déodorants : utiliser un petit mélange de <u>bicarbonate de soude</u> de l'eau et appliquer sous bras etc.
Il gardera de vous sentir fraîche pendant plusieurs jours. Vous pouvez répéter tous les jours. C'est simple, efficace et peu coûteuse.
Il ne laisse pas de taches sur vos vêtements.

9) S'abstenir de boire de l'alcool, si possible. Alcool augmente le niveau d'oestrogène, provoquant et alimenter la croissance du cancer, (en particulier le cancer hormonal) s'ils sont consommés en trop.

10) Vérifier régulièrement votre niveau de la thyroïde. La glande thyroïde contrôle toutes les fonctions corporelles, y compris les hormones.

11) Toutes les boissons alcoolisées contiennent des levures. La prolifération des levures est toxique, nuisibles et peut vous rendre sujettes au cancer.

Lorsque vous mangez ou buvez levure aliments, boissons, tels que : **PIZZA***, pâtisserie, vin, bière,* à *consommer avec modération et prendre immédiatement* <u>probiotiques</u>*, de se débarrasser de la levure excessive dans votre corps. Probiotiques aussi digérer et tuer la levure.*

* Veuillez prendre note : Une forte présence de levure/Candida peut présenter un risque élevé de développer un cancer de la Prostate.

12) Tous les jours, vérifier votre niveau de pH urinaire. Le pH optimum est: (6,5 à 7,5).

13) Faire prise de sang, une fois en 6 mois et vérifier votre niveau d'ESR (vitesse de sédimentation).
Il indique le taux d'inflammation dans votre corps. Niveau élevé d'inflammation peut induire la croissance du cancer. Vérifiez également l'état de votre <u>foie</u> .

14) Vérifier votre niveau <u>d'hormones</u> . Si votre niveau d'oestrogène est élevé, vous êtes alors considéré comme oestrogène dominante et donc plus à risque de développer un hormonalement associés du cancer.

Pour équilibrer vos hormones , il est recommandé d'utiliser la crème de progestérone bio-identique 3 % - 6 %, une fois ou 2 fois par jour.

En effet, la progestérone Bio-identique (source naturelle) est également prescrit pour les hommes. Il réduit la dominance d'oestrogène, par équilibrage de la manière la plus naturelle et efficace, le Rapport oestrogènes/progestérone, sans effets secondaires.

Vous simplement l'appliquer sur la peau, tous les jours alternant zones : abdomen, cou avant, à l'intérieur du milieu-bras, à l'intérieur et à l'arrière des cuisses.
Vous aurez besoin d'une prescription médicale. N'importe quel docteur avec une approche alternative sera heureux de vous aider.
Bioidentical progestérone est bénéfique pour : équilibre de la thyroïde, la santé des os, santé cardiovasculaire, système nerveux et bien plus encore.

Pour plus d'informations, allez à :
http://www.hystersisters.com/vb2/article_97232.htm
et
http://www.hormone-Healthy.com/Benefits_of_Natural_Progesterone.htm.

15) Consulte un médecin naturopathe, si vous avez des parasites, en particulier les douves, qui causent le cancer ! Le test est brève et simple, et c'est fait par le biais de dispositif informatisé de capteurs Electro cutanée.

* J'ai eu un cancer et découvert par le biais de ce test, que j'ai eu des douves qui ont repris, près de 70 % de mon corps, quand le cancer était déjà présent. Si j'avais su plus tôt, que je les ai eu, et a obtenu un traitement adéquat, le cancer n'aurait pas été le résultat.
Vous pouvez obtenir des douves, en mangeant des légumes mal lavés, aussi poissons et viandes insuffisamment cuites.

* Veuillez prendre note : Cancer de la prostate est un cancer hormonal, et ses causes sont à bien des égards similaires à des cancers hormones féminins.

16) Garder le niveau vers le bas votre stress. Trouver des moyens de la traiter efficacement, afin qu'il ne laissera pas un impact négatif, toxique sur votre corps, qui pourraient survenir dans le cancer ou autre maladie grave.

<u>Chimie du corps</u> : Stress, régime alimentaire acide, médicaments, alcool, tabagisme, parasites (y compris les levures, champignons), contribuent tous à corps acides pH.

Il est extrêmement difficile de rester légèrement alcalin à tout moment, pour la plupart des gens, sauf si on prend des mesures pour inverser le pH acide de corps. Plus simple pour alcaliniser consiste à: boire 1/2 cuillère à café Bicarbonate de soude *(Marque arm & Hammer) dans 1 tasse d'eau, avec 1* POTASSIUM *comprimé 99 mg. (pour garder votre équilibrées des électrolytes). Le faire 1-2 jour.*

Bicarbonate de soude est inoffensif, vous donne de l'énergie, oxygène, meilleure digestion, a ajouté a l'effet de détoxification et neutralise votre acidité du corps.

Si votre taux d'acidité est beaucoup trop élevé, vous devez répéter ce qui précède de 2 - 3 fois par jour, afin que vous maintiendrez votre corps légèrement alcaline : pH de 7,0 à 7,5.

** Pour tester votre pH sanguin, vous simplement Vérifiez le pH dans les urines, 1 - 2 fois par jour. Si vous avez un cancer, vous devez vérifier au moins 3 fois par jour. Outre le cancer acidifie le corps, en libérant ses toxines.

Un test simple se fait avec un q-Tip (enduit avec curcuma et a la couleur jaune-clair) et est placé sous le jet d'urine.
Si le pH est acide, il restera jaune, et si elle est alcaline, la couleur de la q-Tip s'affiche en couleur allant du orange au vin rouge.

Orange au vin rouge, sont les couleurs que vous souhaitez obtenir. Si vous voyez jaune sur votre q-Tip, alcaliniser immédiatement, en prenant votre bicarbonate de soude boisson, comme décrit ci-dessus.

** Pour préparer votre Q-Tips pour le test, font les étapes suivantes : dans un petit récipient, placez plusieurs cuillères à soupe de l'alcool éthylique (pharmacie). Mélanger : 1/2 cuillère à café de poudre de curcuma. Bien mélanger. Plongez 10-20 Q-Tips dans le mélange. Laissez sécher sur une feuille de papier. Coupez-les en 1/2, donc vous pouvez utiliser les deux extrémités pour plus de tests. Vous aurez un mois seulement pour faire vos tests de pH quotidienne.

17) Vous devez prendre votre <u>quotidien :</u>
vitamines et minéraux qui aide lutte contre le cancer et les plus importantes sont :

BÊTA-CAROTÈNE - 20 000 U.I.
B12- <u>Méthyl</u><u>cobalamin</u> version est le meilleure ! Pour une absorption optimale, 1000-5000 mcg.
ACIDE folique - 5 mg.
MULTI-vitamines & minéraux.
B-COMPLEX 50-100 mg.
VITAMINE C - 2 000 mg.

__Minéraux plus importants :__

Citrate de zinc -Femigra.
Sélénium -100-200 mcg, Potassium 99 mg, Calcium
Citrate mg 1000-1200 mg. par jour, Citrate de
magnésium/Malate 500 mg.

18) Vous devez également prendre __des enzymes pancréatiques__
__contenant la bile de boeuf.__ Enzymes digèrent les aliments,
parasites, cellules cancéreuses, putride question laissée dans les
entrailles. Ils aident le décomposer et garder le corps propre. Il
aide également à réduire l'inflammation.

Prenez un à chaque repas.
C'est a également recommandé de prendre 2 comprimés avant
d'aller au lit la nuit. Si vous avez un cancer, prendre jusqu'à 5
enzyme comprimés tous les soirs, que les enzymes aident à
digérer les cellules cancéreuses.

SHEILA BER, 2012.

Maladie de CROHN maladie aide et meilleurs conseils – mon régime de réussite personnelle.

MON MEILLEUR CONSEIL POUR VOUS :

Vitamine D3 carence est un facteur important pour la maladie de Crohn. Je prends 8 000-10 000 UI par jour, divisé par deux, 2 fois par jour.

Essayez comme moi prendre la dose ci-dessus, mais toujours avec une cuillère d'huile de lin ou de poissons, d'optimiser l'absorption. Vitamine D vous donnera énergie, réduire l'inflammation, équilibre votre Thyroïde et autres hormones, vous protègent contre le développement cancer , maintenir la santé du système nerveux, vous aider à dormir mieux et bien plus encore.

Éliminer les sucres et les remplacer avec du miel dans tout ! Miel est composé de mono-saccharides et faciles à digérer par les entrailles affligés de maladie de Crohn, donc moins de croissance bactérienne qui provoque une inflammation.

Essayez également de prendre 1/2 c. à thé de miel de MANUKA, à jeun, 1 heure avant un repas.

Manuka traite la douleur et l'inflammation dans un très naturel, façon simple et efficace, presque comme par magie. L'utilisent quotidiennement !

Ce miel guérit les plaies à l'intérieur et l'extérieur du corps!!!
*Si vous êtes allergique au fructose, ne mangent pas de miel!
Essayez la Stevia.

Miel de MANUKA est un produit de la Nouvelle-Zélande.

* Veuillez noter : si le miel n'est pas stockée correctement ou est livré dans un emballage inadéquat, il est vulnérable à la contamination bactérienne. Il peut être stocké à température ambiante, toujours avec le couvercle bien fermé.
Il est utile contre les douleurs abdominales ! J'ai essayé quand j'ai eu la douleur d'une attaque de la maladie de Crohn, la douleur avait disparu. Le coût est environ de 15,00 $ pour le petit pot, et il dure assez longtemps.

SUCRE-EN TOUTE FORME, EST EXTRÊMEMENT DANGEREUX DANS LES ENTRAILLES ENFLAMMÉES DES PERSONNES SOUFFRANT DE MALADIE DE CROHN.

Essayez d'éviter de fumer, le café, seulement une fois par jour ou tous les deux jours !

Au lieu de café, pour être alerte et éveillé, mettre une pincée ou deux de poivre de CAYENNE dans 1/2 tasse d'eau tiède ou dans des salades, des soupes, des plats. Il fait des merveilles ! Il faut également douleur loin!!!

Prenant tous les jours : d'eau 2 cuillères à soupe de vinaigre de cidre de pomme dans 1 tasse de chaud, aide énormément. Absolument !

Je prends aussi 1 bébé couché aspirine 81 mg. tous les jours ou tous les deux jours. Il garde l'inflammation vers le bas, et le sang mince, en raison de l'ESR élevée associée à la maladie de Crohn. Il empêche potentiels accidents vasculaires cérébraux chez les adultes plus âgés, dû aux associés nombre élevé de plaquettes sanguines et ESR élevée (vitesse de sédimentation).

Vous ne regretterez pas mettre en œuvre les suggestions ci-dessus, que vous avez trouvé eux de malade d'une maladie de Crohn comme vous, qui est arrivé à maturité dans des années, et avec l'expérience, et qui a tout essayé. J'ai fourni dans ce livre, nombreuses suggestions utiles pour des situations d'urgence. Si vous n'essayez pas, vous ne saurez jamais.

Vérifiez avec votre G.P. votre niveau de la thyroïde et ainsi d'hémoglobine. Vous devrez peut-être pilules de fer (meilleur de source végétale).

www.vitacost.com les vend à un prix raisonnable-Élément #CTL4026594. Prendre 3 par jour avec vitamine C-500-1000 mg. pendant environ 3 mois.

En cas de douleur intense, pour un soulagement immédiat, prenez également 1 cuillère à soupe argent colloïdal, mais prétentieux dans la bouche pendant quelques secondes, puis avaler. En 5-7 minutes, la douleur s'atténue.

De plus prendre : <u>ROBERT du COMPLEX</u> Thérapie enzymatique (environ $20-), qui est extrêmement utile pour éviter une attaque.
Prendre 3 x par jour, pendant plusieurs jours seulement, sur un estomac vide jusqu'à ce que vous sentez mieux.
Douleur de la maladie de Crohn, toute douleur abdominale, peut être soulagée efficacement également, avec concoction à base d'herbes bouillies (5 min.): sauge, menthe, anis. Boisson chaude, plusieurs fois / jour. Il est très guérison et détoxifiantes.

N'oubliez pas le miel de MANUKA aussi pour la douleur !
<u>Ne :</u> manger des aliments frits!

Ne pas boire de lait cru! Vous devez réduire lait de consommation . Vous pouvez boire 2-3 tasses par semaine, mais vous devez bouillir il premier!!! Parce que le lait a une bactérie spécifique qui aggrave considérablement la maladie de Crohn, mais si vous la faire bouillir, vous devriez avoir aucun problème.

Ne sont pas boire de l'alcool, comme toutes les boissons alcoolisées contiennent des levures. La prolifération des levures est toxique, nuisibles et peut provoquer une inflammation.

7 a) lorsque vous mangez ou buvez levure aliments, boissons, tels que : PIZZA, pâtisserie, vin, bière, consommer avec modération et immédiatement prendre des probiotiques, de se débarrasser de la levure dans votre corps, avant il devient hors de contrôle. Probiotiques aussi digérer et tuer la levure.

Manger : 2-3 x par semaine saumon du poisson et de poulet aussi. Il s'agit de guérison dans les entrailles et anti-inflammatoires. Ils sont bénéfiques pour le cœur, le cerveau et pour la dépression ainsi.

Clap : Huile de foie de morue: 2-3 cuillères à soupe par jour. Il est anti inflammatoire et maintient vos vaisseaux sanguins en bon état. Il aide également son dépression.

Manger du riz tous les jours si vous le pouvez, jusqu'à ce que vous aller mieux. Lorsque vous vous sentez mieux, vous pouvez augmenter vos pommes de terre et de la consommation de pain (blé entier ou 7 grains). Le riz est les glucides complexes uniquement qui vraiment meilleur est d'accord avec la maladie de Crohn.

Vous pouvez faire cuire à bien des égards.

Vous pouvez même ajouter des raisins secs, argentés amandes, ajouter 3 cuillères à soupe de miel, 2 cuillère à soupe huile de pépins de raisin (meilleure huile) et 1/2 cuillère à café de beurre, muscade, certains le zeste de citron cannelle, râpé (1/3 c. à thé), 1/2 tasse de lait ou lait condensé (en conserve).

Porter à ébullition et laisser mijoter pendant environ 15 minutes. Manger froid ou chaud.

La pire chose que vous pouvez faire est de se sentir désolé pour vous-même. je sais Crohn peut causer la dépression. Mais tu dois rester forte, positive et optimiste! Vous devez passer avec vie. Vous devez faire preuve de souplesse lorsqu'il s'agit de nourriture et abandonner les éléments qui vous font mal (inflammation).

*Si vous faites une erreur et que vous mangez quelque chose vous ne devrait pas, ou si le stress vous provoque une attaque, malgré tous les efforts, n'abandonnez pas !

Continuer à se battre il et faire tous les conseils qui vous est donnés dans cet ouvrage.

Il faut du temps pour guérir, et lentement vous guérir, je le promets ! Toutefois, vous devez apporter des modifications, vous avez juste à, ou vous risquez une grande époque.

Essayez et visualiser vos intestins, et ce que vous mettez dedans ! Prenez toujours le miel pour remplacer le sucre ! MIEL de MANUKA aussi pour la <u>douleur</u>. Prenez aussi les probiotiques (« Primal Defense » est le meilleur!) à garder niveau microbienne et l'inflammation vers le bas.

Si vous êtes allergique au fructose, ne mangent pas de miel ! N'oubliez pas que les intestins peuvent guérir à tout moment, lentement et sûrement.
Cependant, il faut contrôler ce que vous mangez et en quelle quantité.
Encore une fois, juste essayer de regarder à l'intérieur de vous. Restez calme et essayez de ne pas vous inquiétez pas. Soucis, stress, certainement aggravent de Crohn.

Si vous vous sentez déprimé, vous devez prendre le complexe B, 2 - 3 fois par jour et la L-Théanine (acide aminé) 1-2 capsules par jour.

Boire du café, pas plus d'une fois par jour, car elle peut aggraver l'inflammation dans vos entrailles. Toutefois, dans le même temps, il est bénéfique dans l'élévation de votre niveau de sérotonine, rendre le contenu du sentiment à vous).

Pour lutter contre la dépression et l'inflammation, prenez aussi 2 cuillères à soupe de morue huile de foie par jour. L'huile est extrêmement utile et a de nombreuses avantages pour la santé. Il contient des vitamines A & D, aussi EPA et DHA.

Si vous avez envie de cuisine chinoise, il peut être grasse. Légumes et riz, qui ne sont pas huileux, sont OK. Sauce soya peut aggraver la maladie de Crohn, alors essayez de rester loin de lui.
Orange est également très aggravant. Au lieu de citron utiliser la chaux, car elle se sent mieux pour les entrailles de la maladie de Crohn.

Poulet Teriyaki a la sauce de soja, et elle peut aggraver. Steak est bon, les pommes de terre, je trouve OK, avec ajout d'huile d'olive sur eux, du persil, le jus de lime et sel, c'est tous les guérison et excellente dégustation.

Oeufs - *Je trouve que si vous les mangez 3 fois par semaine et puis 2-3 jours de repos, votre corps est tour à tour, moins susceptibles de développer l'intolérance (allergie) pour les oeufs. Mais il est individuel.*

Blanc farine sous toute forme et de la forme (pain, gâteaux, biscuits, etc.)
peut être nocif pour la maladie de Crohn. J'ai manger le pain de blé entier ou 7 grains, mais garder au minimum, parce que la farine se convertit en sucres (polysaccharides et disaccharides) et les entrailles ont Difficulté à digérer.
Des glucides complexes tels que le riz sont tout droit. (Basmati est meilleur!).

Pommes de terre, sont très bien, si mangé 2 - 3 fois par semaine. En raison de leur haute teneur en amidon, peuvent avoir les entrailles temps difficiles digérant.

Sandwich avec viande cuite maison est OK, mais certainement pas la charcuterie! Charcuterie provoque une attaque immédiate et une inflammation plus ainsi. Les entrailles peuvent réagir très négativement, y compris la faisant obstruction intestinale.
Les conservateurs dans la charcuterie : Nitrate de Sodium & Nitrite de sodium, sont cancérigènes et sont également très aggravants de la maladie de Crohn d'affligé les entrailles.

<u>Ne mangez pas</u> : Oranges, citrons, chocolat ou la pizza, car ils peuvent induire une attaque due à l'irritabilité du petites entrailles.

Lorsque vous vous sentez mieux, vous pouvez introduire progressivement leur à votre alimentation.

Personnellement, je ne peux jamais manger une orange, mais Je peux avoir quelques gouttes de citron dans un verre d'eau, avant le petit déjeuner, pour maintenir une santé optimale du foie.

<u>Manger</u> : Bananes (excellent! même 2-3 fois par jour), brocoli est très bon, mais doit être lavé et bouilli pendant 3-5 minutes, pour rendre plus facile sur les entrailles de digérer. Carottes sont très bons, mais jusqu'à ce que vos intestins s'améliorent, vous devez cuire les carottes pendant environ 10 minutes, pour une digestion plus facile.

Tomates sont très bonnes, mais il peuvent irriter vos intestins sensibles. Vous pouvez manger des tomates fraîches arrosé d'huile d'Olive sur le dessus.

C'est délicieux. L'huile d'Olive enrobe les entrailles, empêchant l'acidité de la tomate d'interagir avec eux.

Pizza - 1-2 tranches sont OK, mais à cause de la <u>levure</u> dans la croûte, vous devez prendre 2 capsules de probiotiques immédiatement, en afin de prévenir tout dommage de la levure à vos entrailles. Probiotiques vont digérer et tuer la levure.
Si vous omettez de le faire, vous pouvez rencontrer les douleurs et les ballonnements.

Crêpes sont Ok, si vous mangez 2 ou 3 et seulement avec du miel.

Ne pas utiliser n'importe quel sirop, <u>sirop d'érable même pas</u>, en raison de la forte teneur en sucre (disaccharides), qui peut endommager vos entrailles.

Vous pouvez obtenir le miel pasteurisé savoureux, non dans le magasin de la santé. Est une marque populaire : or du hollandais. 1 Kg est aussi bas que $9,00 taxes en sus.

Bonne Chance!

SHEILA BER, 2012.

Clause De Non-Responsabilite.

AIDER à l'arthrite et les meilleurs conseils prévention.

Il existe de nombreux types d'arthrite, allant de l'arthrose à la polyarthrite rhumatoïde. L'arthrose se caractérise par l'usure du cartilage. La polyarthrite rhumatoïde, est en revanche, l'inflammation des articulations résultant d'une infection virale ou une réponse auto-immune.

Bien que la cause réelle de l'arthrite n'est pas encore entièrement connue, plusieurs causes possibles peuvent être dû à: blessures, infections, métabolisme anormal ou une hyperactivité du système immunitaire.

En raison de diverses causes, programmes de traitement portera donc sur les causes spécifiques.

Les symptômes courants de l'arthrite sont : douleurs, fièvre, raideur articulaire, chaleur, rougeur et gonflement.

En outre, déformations peuvent résulter des fonctions communes limitées. Si laissé non traités, d'autres organes du corps comme les reins, le coeur et poumons peuvent obtenir touchés.

MON MEILLEUR CONSEIL POUR VOUS:

Le basic causes contribuant à l'arthrite sont comme suit :

1) *Haute activité microbienne* qui provoque une inflammation. Prendre des probiotiques ! Ils ont de nombreux avantages pour la santé, et ils aident à combattre et à éliminer les microbes qui causent l'inflammation.

Élimination quotidienne des toxines chimiques et microbiennes !

Ces toxines circulent dans votre corps, un impact sur vos articulations négativement, provoquant une inflammation, douleur et l'enflure. Élimination quotidienne à réduire tous ces symptômes.

2) *Action mécanique* des articulations et l'érosion du cartilage. Cartilage agit comme un isolant entre les os.
Causes varient et comprennent l'usure : usage constant, abus ou mauvais usage des articulations, augmente le risque de dommage pour eux.

Minimiser les talons hauts. Portez des chaussures confortables qui vous offrent un soutien adéquat.

Vérifiez également équilibrer votre corps. Corps déséquilibré affecte la façon dont vous marchez et ainsi répercute aussi sur la fonction mécanique de vos genoux. Si vous sentez que vous manquent d'équilibre, voir un chiropraticien ou un physiothérapeute. Vous devrez peut-être ajuster le dos et la posture périodiquement.

* Exercice : Faire des exercices quotidiens, dans les limites de votre confortables, avec un peu de défi ou de résistance, aidera vous construire, endurance, équilibre et mobilité.

S'il vous plaît voir la clause #15 (page #48) pour plus d'informations.

3) Pression - pression de poids lourd, sur les articulations, particulièrement les genoux, peut contribuer à faire progresser le dommage et l'érosion du cartilage, les tendons et les os. Ne pas transporter des poids lourds. Poids de poignée que vous ressentez est léger, et qui n'exercera pas de pression sur vos genoux. Vos genoux portent une grande partie du poids de votre corps.

Si vous êtes en surpoids, vous bénéficieront grandement de perte de poids qui se sent confortable pour vous, et qui bénéficiera aussi vos genoux et autres articulations.

4) Température -Gardez vos articulations chaudes, en particulier les genoux pendant les saisons fraîches et froides.
Les genoux sont très sensibles au froid. Température froide aggrave et raidit, ainsi que tous les autres joints, entraînant l'inflammation et la douleur, en particulier si vous souffrez déjà d'une certaine de l'arthrite.

Solution : Porter des jambières, qui peut être tirés sur vos genoux, jour et nuit, pour s'assurer qu'ils sont gardés au chauds sans cesse!

* Vous pouvez obtenir des jambières acryliques au plus les magasins Dollarama, à un prix très bas.
Remarque : garder les genoux au chaud, quand la température de votre entourage est moins de 15 ° C, fait un monde de différence, comment vos genoux se sentiment et agissent!

5) L'humidité -taux d'humidité élevé dans l'air et la basse pression barométrique représentent défavorables pour les personnes souffrant d'arthrite.

* Prendre soin de vos articulations, surtout aux genoux, en appliquant une barrière sur la zone des articulations.

Solution : Une barrière convenable peut être n'importe quel huile de cuisson ordinaire, bonne santé, comme les pépins de raisin, amande, moutarde ou même l'huile de Canola. Massage tous les jours, tout ce qui précède sur la zone du joint, pendant quelques secondes. L'huile conserve une couche sur la peau, qui empêche l'humidité d'entrer.

En outre, les huiles qui sont riches en anti-oxydants, en pénétrant la peau, fourniront vos articulations avec des prestations de santé excellent, ainsi que tant besoin de lubrification.

6) Imbalanced corps pH. Votre pH du sang et d'urine doit être légèrement alcalin, et si elle est acide, elle donne lieu à une activité microbienne plus élevée dans votre corps, la privation d'oxygène, donc de plus haut niveau de l'inflammation, qui se manifeste de bien des façons.

Dans l'ensemble le pH de l'organisme a un effet significatif sur toutes les articulations, organes, vaisseaux sanguins, tissus, hormones, bref, tout le corps systèmes de.

Un pH acide est attribué à une consommation <u>élevée</u> de sucres/glucides, stress, huiles et matières grasses et protéines.

<u>*Pour alcaliniser tous les jours ce qui suit*</u> *:*

Prenez 1/2 c. à thé bicarbonate de soude (Arm & Hammer) dans 1 tasse eau, avec 1 Potassium tableau 99 mg. Vous devrez peut-être répéter ces 2 - 3 fois par jour, afin que votre corps sera légèrement alcaline : pH 7.0-7.5.
Pour tester le pH de votre corps, vous simplement tester le pH dans les urines, comme suit :
Un test simple se fait avec un q-Tip (enduit avec curcuma et a la couleur jaune-clair) et est placé sous le jet d'urine.
Si le pH est acide, il restera jaune, et si elle est alcaline, la couleur de la q-Tip s'affiche en couleur allant du orange au vin rouge.

Orange au vin rouge, sont les couleurs que vous avez à obtenir. Si vous voyez jaune sur votre q-Tip, immédiatement, alcaliniser, en prenant votre bicarbonate de soude boisson, comme décrit ci-dessus.

** Pour préparer votre Q-Tips pour le test, font les étapes suivantes : dans un petit récipient, placez plusieurs cuillères à soupe de l'alcool éthylique (pharmacie S.D.M.).

Mélanger : 1/2 cuillère à café de poudre de curcuma. Bien mélanger. Plongez 10-20 Q-Tips dans le mélange.

Laissez sécher sur une feuille de papier. Coupez-les en 1/2, donc vous pouvez utiliser les deux extrémités pour plus de tests. Vous aurez un mois seulement pour faire vos tests de pH quotidienne.

7) Déséquilibre électrolytique - Si vos liquides d'électrolytes organiques ne sont pas équilibrés, la conductivité électrique de vos articulations n'est pas optimale. Ce qui entraîne moins de ce qui suit :
la circulation sanguine, oxygène, nutriments et l'énergie.
Pour équilibrer votre électrolytes prennent tous les jours : Potassium Multi-minerals et aussi 1 comprimé 99 mg - 1-2 fois par jour.

8) Régime alimentaire -Régime qui se compose de sucres excessifs, les glucides et les aliments vides qui contiennent aussi malsains huiles et graisses, qui peuvent être nocif et toxique pour vos articulations et le corps en général.

Régimes hautes sucres sous toute forme, y compris les hydrates de carbone (glucides), vont nourrir les bactéries anaérobies et la levure dans votre corps, de multiplier et d'augmenter le niveau microbien, qui se traduira par l'inflammation et la douleur, en conséquence l'érosion du cartilage des articulations et des os.

Réduisez votre consommation de sucres/glucides !

* Note : Miel (monosaccharides) avec modération est bon.
Il se décompose et est absorbée plus rapidement, laissant moins
de temps pour les microbes pour se nourrir et se multiplier.

Miel peut être utilisé dans le café, thé, cuisson et plus encore.
Il est conservé à température ambiante, mais il doit être manipulé
avec précaution, en utilisant toujours des ustensiles propres au
cours de son utilisation, pour éviter toute contamination
microbienne.

9) <u>État d'esprit</u> - Si vous rencontrez le stress qui est extrême, ou
si vos émotions sont fluctuantes, hors de contrôle. Il est
individuel et chaque personne extrême varie, selon leurs
capacités d'adaptation.

Trouvez des façons positives de la traiter et ne le laissez pas
s'attarder, car il est nocif pour votre santé et vos articulations il
sentira !

Stress convertit le pH de l'organisme en acide comme suit :
Augmenté STRESS + Alimentation acide + Toxines =
Corps accru acidité = pH acide faible

AUGMENTATION DE L'ACIDITÉ = NIVEAU MICROBIEN PLUS ÉLEVÉ.

MICROBIENNE PLUS ÉLEVÉE = PLUS DE TOXINES = AUGMENTATION DE L'INFLAMMATION ET LA DOULEUR !

RELAXATION + ALIMENTATION LÉGÈREMENT ALCALINE + TOXINE
ÉLIMINATION = ACIDITÉ BAISSE DU
= PH SLIGHTLY alcalin.

Acidité diminuée = bas niveau microbien
= La flore intestinale équilibrée = une diminution de l'INFLAMMATION et la douleur! = une santé optimale!

ALCALINISER quotidiennement! Voir la page #40.

Lorsque le pH du corps est très acide, il entrave les activités métaboliques normales, entraînant l'inflammation et la douleur.

* Acidité du corps est détectée dans le sang et d'urine, ainsi que dans la salive.

D'arrestation la PROGRESSION de l'arthrite IN YOUR JOINTS, prendre ce qui suit tous les jours :

1) GLS-500 -(Sulfate de Glucosamine) ou GLS-1000, 1 capsule - 2 fois par jour.
Vous pouvez prendre GLS avec de la nourriture, si éprouvant un malaise.

* Donner il temps d'avoir plein effet: 3-4 semaines !

2) Boswellia -une herbe anti-inflammatoire qui est très efficace. 1 comprimé 2 fois par jour.

3) MSM -(Methylsulfonylmethane) 1000 mg. - excellent pour réduire la douleur et l'inflammation. Prendre 1 capsule 2 fois par jour. Pour l'augmentation de la douleur et l'inflammation, vous pouvez prendre en toute sécurité de 1 à 6 capsules 3 fois par jour, de préférence sur estomac vide.

4) **Multi-vitamines & minéraux.**

5) **B-Complex** - 1 tablette - 1-2 fois par jour, avec de la nourriture, pour aider avec le stress.

6) **Vitamine D3** - 4 000-6 000 UI comprimés, 2 fois par jours, pris avec de l'huile de lin pour huile/Omega pour une absorption maximale. La vitamine D est un stéroïde anti-inflammatoires. Il est très bénéfique, particulièrement en concentration plus élevée, pour réduisant l'inflammation.
Il maintient la santé des os et thyroïde équilibrée. Vitamine D3 peut être pris en toute sécurité, jusqu'à 10 000 UI par jour. Amélioration de la santé, et réduction de l'inflammation, est immédiatement remarqué.

7) **Bêta-carotène** – 10 000 UI - 1 comprimé 2 fois par jour, avec de la nourriture. Lorsque vous vous sentez mieux, réduire progressivement à 1 comprimé une fois par jour. La vitamine contribue à lutter contre l'inflammation!

Bêta-carotène convertit en vitamine A et est stocké dans le foie.

8) **Huile de foie de morue** – l'huile de foie de morue est très anti inflammatoire, telle qu'elle est élevée dans ce qui suit : vitamine A & D, oméga 3, EPA et DHA.

L'huile a de nombreux avantages pour la santé. Je ne peux pas souligner assez, combien il est utile pour réduire l'inflammation et la douleur dans le articulations, ainsi que dans tout le corps. Prendre 2-4 c. à soupe huile de liquide par jour, avant ou après les repas. Huile de foie de morue réduit également le taux de cholestérol de corps, contribue à l'inflammation des poumons, de compensation et il atténue les symptômes de dépression !

9) Aspirine - 81 mg <u>enduit</u> - même tous les deux jours. Prenez-le avec de la nourriture seulement ! Il est très efficace pour réduire l'inflammation.
Vous pouvez vérifier cela en vérifiant votre sang niveau de ESR (vitesse de sédimentation), lors de la prise d'un test sanguin.

10) Citrate de calcium - cette forme est plus absorbable. Prendre 1 000-1 200 mg par jour, ainsi que de la vitamine C, afin de faciliter l'absorption, afin de maintenir la solidité des os.

11) Enzymes – ils promeuvent meilleur métabolisme, Et aide à la digestion. Traitements enzymatiques pour guérir l'arthrite ont produit de loin les résultats plus positifs.

L'utilisation d'<u>enzymes protéolytiques</u> telles que Serrapeptase a montré que ces enzymes sont capables de dissoudre les morts ou les tissus cicatriciels sans léser les tissus de mode de vie sain.

Ils sont l'alternative beaucoup plus sûre pour stéroïdiens et non stéroïdiens inflammatoires tels que les AINS. Ils sont également considérés comme une option plus sûre sur n'importe quel traitement exotique.

12) Coenzyme Q10 – Coenzymes sont des composés organiques essentielles qui s'attachent aux enzymes pour les aider à catalyser toutes les réactions à.
Coenzyme Q10 stimuler le système immunitaire et contribue à la production d'énergie.

13) Cerises – les baies sont très utiles pour réduire l'inflammation, et ils sont riches en nombreuses vitamines dont la vitamine A & C et aussi Potassium.

Ils aident à réduire l'acidité de l'organisme. Vous pouvez les avoir fraîches ou sous toute autre forme.
Cerise sirop dilué dans 1 verre d'eau, peut également être utile.

14) Bracelet de cuivre- cuivre est censé avoir des propriétés anti-oxydantes pour prévenir des radicaux libres d'endommager les articulations. Cuivre est progressivement absorbé par la peau, soulager les douleurs.

Vous pouvez le porter jour et nuit. Ça marche !

15) Exercice & Yoga - vous devez exercer tous les jours, de 15 à 20 minutes, à garder vos articulations, ainsi que vos muscles de devenir raide. Si vous n'avez pas, vous ferez l'expérience mobilité pauvre.

Lorsque vous mobiliser ou travaillez vos articulations et muscles, votre corps secrets biochimiques graissage fluides essentiels, peu à peu vous aidant à atteindre une mobilité optimale.

NOTE : Même si vous avez des douleurs, faire vos meilleurs efforts à exercer. Vous seulement sentirez mieux plus tard, comme la douleur s'atténue par la suite!

Fluides lubrifiants lentement facilitent l'exercice. Si vous êtes dans la douleur extrême, vous pouvez prendre Tylenol (L'acétaminophène), 1/2 heure avant la séance d'entraînement.

Yoga -Faire du yoga encore 10-15 minutes par jour, allongé sur le dos, confortablement, vous procurera de nombreux bienfaits pour la santé, physiquement, mentalement et spirituellement.

Vous pouvez vérifier certains des exercices proposés par les sites Web suivants :

http://www.shapefit.com/yoga-exercises-introduction.html

et

http://www.livestrong.com/article/419696-gentle-exercises-when-lying-down/

J'espère que vous trouvez ces informations utiles.

SHEILA BER, 2012.

Clause de non-responsabilité

FROID - CONSEILS DE PRÉVENTION DES PREMIERS SIGNES.

Vous vous sentez les signes de froid venant ? Il arrêter avant que ce soit le meilleur de vous. Protégez-vous immédiatement, en suivant simplement mes meilleures suggestions comme suit :

Prendre pendant plusieurs jours jusqu'à ce que vous vous sentez mieux :

1 . Bêta-carotène - 25 000 UI avec une cuillère à soupe d'huile de lin, ou avec du beurre, pour une meilleure absorption, comme c'est une vitamine liposoluble. Il est aussi anti inflammatoire.

2. Vitamine C - 2 000-4 000 mg. par jour. Prendre 2 000 mg. en AM et le même en temps de PM.

3. Huile de foie de morue . - 2 cuillères à soupe par jour. L'huile vous offre une nombreux avantages pour la santé :

réduire le cholestérol, le sang amincissement, fortifiant du système nerveux, réduisant l'inflammation, aide contre la dépression, améliorer mémoire et bien plus encore. L'huile est très riche en vitamine A & D.

4. Vitamine B-12 - Best la version qui est absorbable : Méthyle COBALAMINE) Prendre 1000-2000 mcg. Quotidienne. C'est une vitamine indispensable pour renforcer l'immunité, pour augmenter l'énergie, pour la dépression, le système nerveux et bien plus encore.

5. B-Complex - 1-2capsules par jour, pendant l'état de santé général.

6. COLOSTRUM - 2-3 gélules par jour. C'est absolument un must supplément pour prévenir un rhume et renforcer votre système immunitaire. Ce produit est naturel et se trouve dans les glandes mammaires.

Colostrum contient un grand nombre d'anticorps appelés "sécrétoire immunoglobuline » (IgA)qui aident à protéger les muqueuses de la gorge, les poumons et les intestins du nouveau-né.

Quand on se sent porté vers le bas, je recommande de toujours prendre Colostrum, les 3 premiers jours de l'apparition d'un rhume.

En outre, prendre *Tylenol (L'acétaminophène)* 325 mg.
1 comprimé, 2 fois par jour, pendant 1 à 2 jours, car il a un effet saisissant sur les rhumes, en raison de son anti inflammatoire action.

Alcaliniser! – La plupart d'entre nous ont un pH acide, en raison d'un régime alimentaire acide, riche soulignent les toxines plane, biologiques et chimiques et autres facteurs.

Pour atteindre un pH équilibré, à légèrement alcalin, il faut alcaliniser quotidiennement. Un pH acide (un déséquilibre) a beaucoup des conséquences négatives importantes sur la santé. Notre défense immunitaire est abaissé, et le résultat est supérieur niveau microbien, inflammation accrue, causant des maladies, y compris le rhume.

Comment faire pour alcaliniser : Prenez une demi-cuillerée à thé de bicarbonate de soude (marque Arm & Hammer) dans 1 tasse d'eau, remuez bien, et boire avec 1 comprimé Potassium 99 mg. Potassium est nécessaire afin de maintenir les sécrétions d'électrolyte équilibrées, ainsi que de maintenir une tension artérielle normale niveau.

*Rester loin de la malbouffe.

Reduce apport en sucre ! (y compris les hydrates de carbone).

des'abstenir de consommer de la viande rouge, car elle impose un fardeau sur le système immunitaire, en raison des temps de digestion plus long.

* *Manger du poisson ou poulet, car elles offrent plusieurs avantages pour la santé, et sont anti-inflammatoires. Ils vous aident à guérir plus rapidement.*

* *Pour débarrasser des glaires prendre Du powder. Il va effacer vos poumons, assez rapidement. Prendre 1 cuillère à soupe dans 1 tasse d'eau bouillante, curcuma bien mélanger, refroidir et boire 1/3-3 x par jour, jusqu'à ce que vous vous sentez mieux ! Boire avant ou après les repas. Ça marche vraiment !*

* *Boire la soupe au poulet, celui réel ! Ensembles commerciaux seront pas vous fournir les mêmes avantages.*

*Si vous n'avez pas de bouillon de poulet, manger de la viande de poulet dans un
forme que vous aimez, préférence non frits. Il peut être dans une enveloppe, dans un sandwich ou sur ses propres.*

* réchauffer vos extrémités du corps (tête et pieds), car ils sont plus sensibles aux changements de température et peuvent influencer vos symptômes du rhume négativement.

Je vous souhaite un prompt rétablissement.

SHEILA BER, 2012.

Clause de non-responsabilité

BIOGRAPHIE DE SHEILA BER 2012.

Professionnellement :

Je suis un **Technologue microbiologiques et chimiques**, travaille actuellement comme **consultant en naturopathie**.
J'ai travaillé en microbiologie et en chimie, depuis environ 12 ans, dans les industries pharmaceutiques, cosmétiques et produits de toilette.

J'ai commencé comme un microbiologiques et chimiques analyste.
J'ai effectué :
analyses chimiques et microbiologiques des matières premières, produits finis, variété de matériaux d'emballage et leur compatibilité avec les différente gamme de produits finis.

Analyse chimique des essais ont été réalisés avec des instruments à jour technologiquement avancés, tels que des spectrophotomètres et autres appareils.
Tests microbiologiques dont l'incubation des échantillons et des études microscopiques d'une variété de bactéries, levures et champignons.

J'ai également été impliqué dans la recherche & développement et dans des formulations de grande variété de produits.
J'ai effectué beaucoup de formulations et modifié certaines lorsque requis.

J'ai avancé plusieurs années plus tard, à un poste plus élevé avec le titre de gestionnaire de contrôle de la qualité.

Mon travail a inclus :
1) Contrôle de la qualité des matières premières, produits finis, emballages.

2) J'ai été chargé de gérer et de soutenir le personnel de laboratoire.

3) En outre, j'ai mené des inspections sur les installations de plancher de production, l'équipement, y compris le système de ventilation et d'autres systèmes. Rapports mensuels sur les résultats, mes recommandations et mise en œuvre des mesures correctives nécessaires.

4) Communication avec Santé Canada, en particulier pour obtenir les approbations réglementaires pour les nouveaux produits et de nouveaux brevets. Leur fournissant la documentation et renseignements de la FS de la matière première impliquée, dans toutes les formulations.

J'ai énormément apprécié toutes les fonctions ci-dessus.

Il est très techniquement travail impliqué, très intéressant et stimulant.

Personnellement :

Généralement, je suis assez peu conventionnel, mais comme de plus en plus vieux, je deviens un peu plus classique. J'aime les choses droites, simple et sans complication.
J'aime aider les gens. J'essaie de voir les choses, des situations, sous des angles différents.
J'ai s'abstenir de juger les autres, mais a besoin de connaître tous les faits et les raisons de leur comportement particulier, pensées et actions, avant de former une opinion.
Je prends tout avec un grain de sel, toujours séjour vigilants et prudent.

La vie a ses hauts et ses bas, mais j'essaie toujours de rester à flot. Essayer est le mot clé !

Souvent, j'ai vérifier mes attentes et gardez-les en perspective.

À l'âge de 20 ans, j'ai effectué 2 ans de service dans l'armée, qui occupe le poste de sergent. C'était sans aucun doute, une expérience de vie importante pour moi.

J'ai deux grandi fils. Je les aime très très cher.
J'aime être une mère bienveillante, n'est pas parfaite et avec toujours
place à amélioration.

ÉDUCATION :
J'ai diplômé avec les **honneurs en Science,** et avec **Distinction en physique.**

Seneca College
Technologie microbiologique et chimique
École technique
Élaboration de l'architecture et mécanique

École de comptabilité
Comptabilité générale

OCCUPATION :

Je travaille actuellement comme consultante en naturopathie.

EXPÉRIENCE PROFESSIONNELLE :
SOCIÉTÉ de négoce - Toronto des drogues
Microbiologiques et chimiques technologue

FABERGE - Toronto
Contrôle de la qualité / gestionnaire de laboratoire

REVLON - Toronto
Contrôle de la qualité / gestionnaire de laboratoire

ACCENTURE Business Services publics - Toronto
Comptabilité/Administration

J'ai a vécu :
1) Toronto, Canada,
2) Argentine, Buenos Aires.

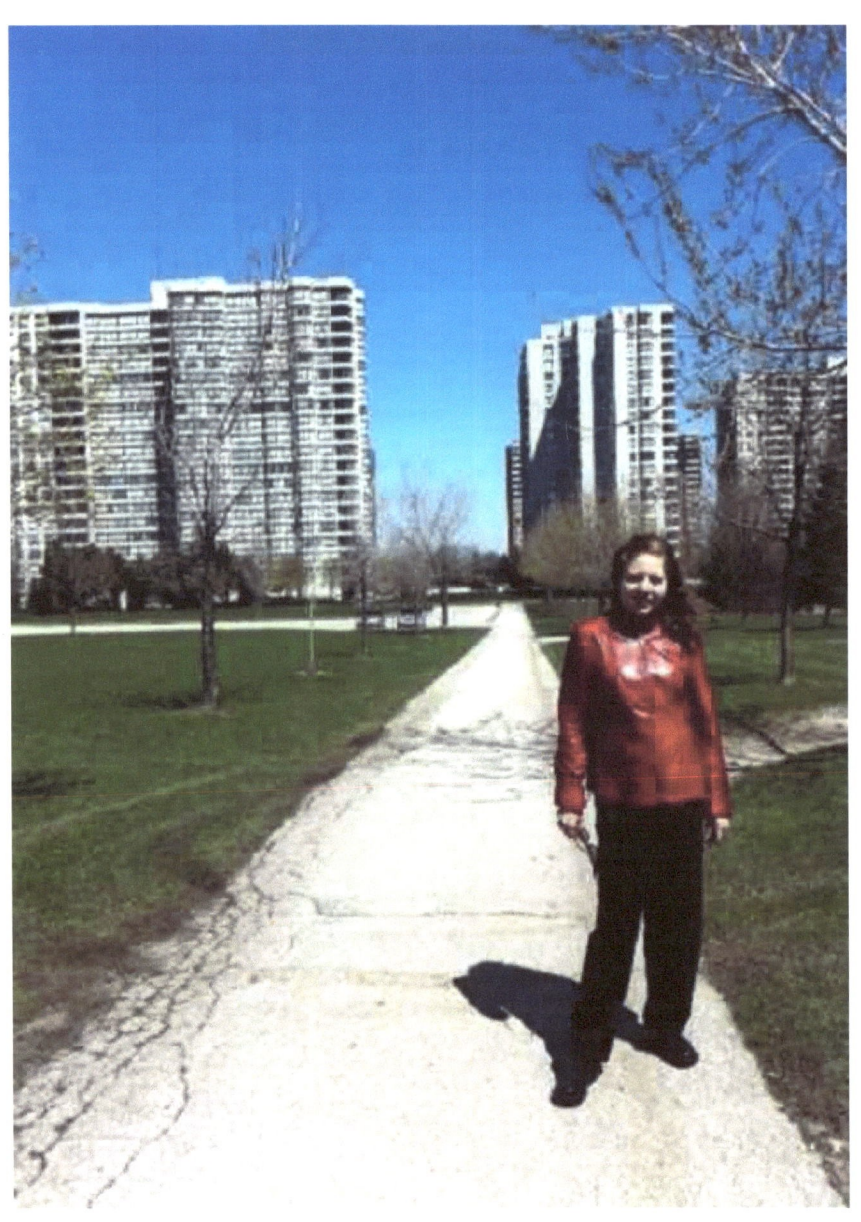

SHEILA BER, 2012.
(SHULLA)

<u>*ALKALIZE et survivre !*</u>

Voir « alcaliniser & Survive » livre par Sheila Ber

à: www.Amazon.com
www.Creatspace.com
www.Kobobooks.com
www.Indigo.Chapters.ca